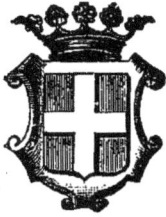

DU MASSAGE

ET DE LA

MASKINÉSITHÉRAPIE

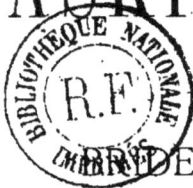

A

BRIDES ET A SALINS (Savoie)

PAR

Le Docteur L. DESPREZ

ANCIEN INTERNE DES HOPITAUX DE LYON
Président de la Société protectrice de l'enfance de Nice,
Membre titulaire de la Société de médecine et de climatologie de Nice
de la Société des sciences, lettres et arts des Alpes-Maritimes,
Membre correspondant de la Société d'hydrologie médicale de Paris,
de la Société de médecine pratique de Paris,
de la Société de médecine de Lyon, etc.,
MÉDECIN CONSULTANT A BRIDES ET A SALINS

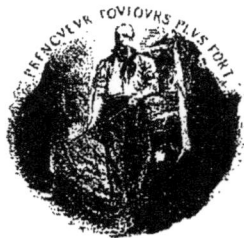

FRANGULVR TOVIOVRS PLVS FORT

F. DUCLOZ, LIBRAIRE-ÉDITEUR
Médaille de bronze à l'Exposition universelle de Paris, 1889.

MOUTIERS		BRIDES-LES-BAINS
Grand'rue		*Chalet du Parc*
& Quai de la République		*Avenue de la Source*

1892

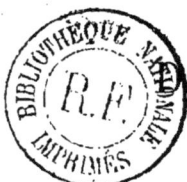

DU MASSAGE

ET DE LA

MASKINÉSITHÉRAPIE

A

BRIDES ET SALINS

DU MASSAGE

ET DE LA

MASKINÉSITHÉRAPIE

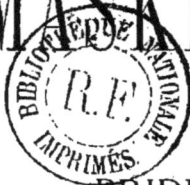

A

BRIDES ET A SALINS (Savoie)

PAR

Le Docteur L. DESPREZ

ANCIEN INTERNE DES HOPITAUX DE LYON,

Président de la Société protectrice de l'enfance de Nice,
Membre titulaire de la Société de médecine et de climatologie de Nice,
de la Société des sciences, lettres et arts des Alpes-Maritimes,
Membre correspondant de la Société d'hydrologie médicale de Paris,
de la Société de médecine pratique de Paris,
de la Société de médecine de Lyon, etc.,

MÉDECIN CONSULTANT A BRIDES ET A SALINS

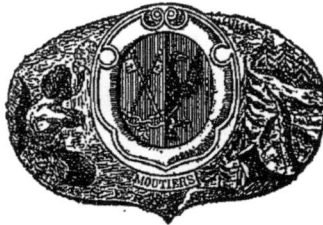

F. DUCLOZ, LIBRAIRE-ÉDITEUR

MOUTIERS		BRIDES-LES-BAINS
Grand'Rue		Chalet du Parc
& Quai de la République		Avenue de la Source

1889

DU MASSAGE

ET DE LA

MASKINÉSITHÉRAPIE

A

BRIDES ET SALINS

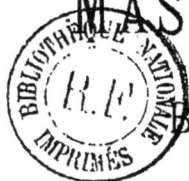

Les maladies de la nutrition sont une caractéristique de l'époque de surmenage que nous traversons ; jamais elles n'ont été aussi nombreuses, sous les différentes formes qu'elles peuvent revêtir. On sait quelle influence ont en pareils cas les Eaux de Brides et celles de Salins, prises isolément ou parallèlement suivant les indications. Depuis longtemps déjà, tout le corps médical de la station a insisté sur ce point ; j'ai moi-même à plusieurs reprises (1) cherché à mettre en lumière ce fait, démontré par une expérience déjà longue : que toutes les fois que les malades qui sont devenus, sous l'influence d'une mauvaise nutrition, diabétiques, goutteux ou obèses, pour ne parler que des principaux cas, sont plus ou moins minés par la maladie, et présentent des symptômes d'anémie et presque de cachexie, nos Eaux,

---

(1) *Brides et ses eaux thermales purgatives.* Paris, 1880. — *L'obésité, sa nature et son traitement à Brides.* Paris, 1889.

par leur action franchement tonique et reconstituante, en même temps qu'éliminatrice, présentaient un avantage bien marqué sur les eaux plus alcalines, celles de Vichy et de Carlsbad par exemple. Un de mes collègues, le Dr Delastre, vient encore de le prouver, observations et chiffres en main (1) ; mais, malgré toute la confiance que nous avons dans l'effet de ces puissants modificateurs, comme nous savons combien la maladie est opiniâtre et difficile à détruire, combien sont profondes les transformations qu'il faut produire dans l'organisme, nous faisons appel en même temps à tous les moyens auxiliaires qui peuvent nous aider, et chaque année nous cherchons à augmenter sous ce rapport nos ressources.

Pour ne parler que des principaux, je dirai qu'à notre excellent air des montagnes, nous joignons l'exercice, que nous cherchons toujours à rendre plus agréable et plus fructueux. Le comité de promenades, créé avec le concours pécuniaire des baigneurs eux-mêmes, aménage des sentiers ombreux dans nos forêts et sur le bord de nos torrents ; plusieurs des sites rendus ainsi accessibles peuvent rivaliser avec les paysages les plus vantés de la Suisse. Cette année nous introduisons l'usage du vélocipède, que je considère comme l'exercice le

---

(1.) *Étude sur le diabète* présentée à la Société d'hydrologie médicale de Paris, 1889.

plus efficace que je connaisse ; du reste je me
propose d'en parler plus longuement un peu
plus tard ; enfin nous employons le massaeg
qui, déjà très en honneur dans notre station,
va y prendre une place bien plus importante
encore, grâce à ██████████, masseur suédois,
déjà bien connu ██████ qui vient s'installer
à Brides pour la saison. C'est ce dernier moyen
que nous allons étudier aujourd'hui.

Depuis quelques années, le massage tend de
plus en plus à prendre dans la thérapeutique
la place importante à laquelle il a droit ; tous
les jours, le champ de son application s'élar-
git davantage, plus on l'étudie et plus on trouve
d'affections dans lesquelles il peut être employé
avec succès. Mais comme son action, qui peut
se produire dans toutes les circonstances, est
bien plus grande encore quand elle est combinée avec une cure minérale, agissant dans le
même sens, c'est surtout dans les stations
thermales qu'il est employé. Ces deux moyens
se complètent en effet l'un l'autre et acquièrent
une puissance infiniment plus grande, surtout
quand ils ont encore comme auxiliaires les
modificateurs accessoires qu'on rencontre en
général dans les villes d'eaux, c'est-à-dire l'air
excellent, l'exercice en montagne, la distraction
et l'absence de toute préoccupation. Tout cet
ensemble réuni concourt pour obtenir le *sum-
mum* d'action que l'on peut espérer. Depuis
longtemps déjà, nous employons avec grand-

succès ce puissant moyen; chaque saison, nous lui donnons plus d'extension et, comme son importance va s'accroître encore cette année, j'ai cru utile d'en dire quelques mots.

Connu par les anciens, qui appréciaient beaucoup la réunion du massage, des exercices du corps et des diverses pratiques balnéaires, il était resté en usage chez les Orientaux, qui en ont conservé la tradition. Dans pas mal de peuplades sauvages, il a fait de tout temps la partie la plus importante des pratiques médicales; chez nous, pendant bien longtemps, il n'était guère connu que par les récits des voyageurs, qui avaient fréquenté les *hammams* des pays étrangers et qui signalaient le bien-être qu'ils y avaient éprouvé. Cependant l'empirisme s'en servait et lui devait de remarquables succès; mais la routine universitaire empêchait qu'on y attachât la moindre attention. Il fut pourtant employé localement dans les stations minérales, à Aix en particulier où il fit merveille; du reste, ce massage spécial est très bien fait dans cette dernière ville et les masseurs qu'on y forme ont aujourd'hui une renommée méritée.

Mais, depuis quelques années, le rôle du massage a bien changé, et son importance est devenue beaucoup plus grande. Ce ne sont plus seulement des articulations gonflées et endolories qu'il faut diminuer et assouplir, ni des entorses dont il faut faire résorber les épanchements et fortifier les ligaments... ce sont presque toutes les maladies chroniques générales et locales qu'on va attaquer ; le massage va donc agir sur l'économie tout entière, régulariser l'innervation, activer la nutrition générale, aider au rétablissement de toutes les grandes fonctions et localement combattre la plupart des lésions qui peuvent affecter les différents organes.

Depuis plus de cinquante ans, quelques médecins français avaient bien commencé à essayer de réhabiliter le massage : ainsi, en 1833, Martin de Lyon le préconisait dans le lumbago, Bonnet, mon ancien maître, le recommanda ensuite, puis Lebâtard, Leaume..... signalèrent son efficacité dans le traitement de l'entorse, mais inutilement ; c'est dans le Nord que cette nouvelle science a pris son origine, à peu près vers le même temps et de deux côtés différents à la fois. C'est à cette époque en effet qu'à Stockholm, Ling, pénétré de l'influence que peuvent avoir les exercices corporels sur la nutrition, fondait la gymnastique suédoise et l'appliquait au traitement des maladies. Précurseur de Bouchard, il avait compris toute l'importance de cette fonction sur la vie. Son élève et successeur, le docteur Branting, continuant son enseignement, professait déjà que « à la vie physique sont nécessaires les grandes fonctions sans lesquelles toute vie est impossible : la digestion, la respiration, la circulation du sang... or ces fonctions ne peuvent s'accomplir régulièrement, que si les tissus et les organes sont en parfait état, et, comme ceux-ci

2.

sont composés de cellules qui ne fonctionnent régulièrement elles-mêmes que si leur nutrition est normale, on peut donc dire que la maladie est une nutrition anormale ou retardée et que la mort est une nutrition nulle. »

Un peu plus tard, en Hollande, Metzger devenait le créateur du massage scientifique ; il avait commencé par faire du massage local, puis, ayant reconnu son heureuse influence sur la circulation et les autres grandes fonctions, il l'étendit au traitement des maladies générales. Des médecins suédois, qui étaient venus chez lui pour étudier son massage, lui firent connaître alors les exercices gymnastiques, et, frappé des résultats qu'on en obtenait, il les adjoignit à ses manipulations.

C'est à cette réunion d'exercices actifs et passifs que l'on donne aujourd'hui le nom de massage suédois.

Ce massage est enseigné à Stockholm dans un institut spécial nommé *Gymnastisha central institutet*, où des jeunes gens, ayant déjà fait au moins un commencement d'études médicales, passent trois ans à se former ; puis ils se répandent dans les principales villes de l'Europe, et là, traitent, le plus souvent sous la direction des médecins ordinaires, des malades chez lesquels ils obtiennent parfois de superbes résultats. Plusieurs des adeptes de cette nouvelle méthode l'ont fait progresser encore en créant des applications spéciales, et ont publié des travaux importants. Pour ne citer que les

principaux qui ont été traduits ou même écrits
en français, je dirai que le Dr Nordström a fait
un traité complet du massage ; il exerce à Paris,
mais n'emploie que les mouvements passifs. Le
Dr Brand s'est occupé du massage de l'utérus,
ainsi que l'a fait depuis le professeur Vuillet,
de Genève. Hartesius s'est occupé de la scoliose
et de la cyphose, question intéressante pour
Brides, où, depuis plusieurs années déjà, je
traite les déviations de la taille au moyen d'un
massage que j'avais organisé moi-même. Enfin
Kellgren, dont le nom est très connu aujour-
d'hui, s'est occupé surtout des maladies nerveuses, qu'il traite par le *pincement* des nerfs ;
par ce pincement, qui agit dans le même sens
que l'élongation, il a obtenu des résultats très
sérieux dans l'ataxie locomotrice.

En France, les médecins et les chirurgiens
ont suivi l'impulsion, le massage pénètre peu
à peu dans la pratique, et chaque jour on lui
donne une extension nouvelle ; ces dernières
années on l'employait, dans le traitement des
fractures, aujourd'hui il entre dans la thérapeutique des affections oculaires. Comme à l'étran-
ger, les masseurs ordinaires peuvent se former
dans les hammams et dans certaines stations
thermales ; il y a même à Paris une école de
massage qui fait de bons élèves et qui publie
un journal mensuel intéressant. Mais ce massage ne peut suffire à toutes les indications ;
aussi il y a déjà des médecins qui le pratiquent
eux-mêmes, et, depuis quelque temps, à la de-

mande d'un chirurgien des hôpitaux, M. Nauck-khoff, qui exerce à Paris, a ouvert dans le service de ce chirurgien un cours destiné aux internes et aux élèves de cet hôpital.

On peut juger par cela de l'importance que ce moyen thérapeutique a déjà prise, mais je crois pouvoir prédire que ce n'est que le commencement et que sa vogue ira toujours en grandissant ; que, plus on le connaîtra, plus on sera heureux de pouvoir l'employer. Je n'ai pas besoin de dire que le massage suédois, qui est parfaitement raisonné et qui diffère totalement de celui que l'on pratique ordinairement, permet d'obtenir des résultats beaucoup plus beaux; c'est même le seul qu'on puisse employer dans certains cas qui nécessitent, outre des connaissances anatomiques déjà assez avancées, une hardiesse très grande, jointe à une délicatesse que des mains habituées à des travaux pénibles ne pourraient posséder. Mais même le massage ordinaire, celui qui est pratiqué dans tous les établissements, celui que nous avons employé nous-mêmes jusqu'à présent, donne dans les cas courants des résultats vraiment remarquables.

· Les pratiques du massage sont multiples et varient avec l'effet qu'on veut produire ; il peut aller en effet depuis l'effleurage le plus doux jusqu'au tapotage et au pointillage le plus énergique, en passant par les frictions, le pétrissage, le foulage, l'écrasage, le sciage, la hachure, la percussion, la vibration....

Envisagé d'une manière générale, on peut

dire que le massage agit en favorisant l'innervation et la circulation, qu'il excite l'activité or-
ganique et la nutrition intime des cellules ; il
favorise l'absorption ; ainsi que l'a démontré
Mosengeil, et rend la souplesse et la tonicité
aux fibres musculaires et ligamenteuses.

L'effet varie selon la forme employée et la
force déployée ; son action porte d'abord sur
la peau dont la vitalité est considérablement
augmentée, soit par les frictions, les pressions
et les chocs successifs, soit par l'électricité qui
se produit par l'effet même des frottements.
Sous ces influences, sa vie se réveille et ses
fonctions reprennent une nouvelle activité.

Après la peau, c'est le système nerveux qui
est influencé d'une singulière façon ; il reçoit
une excitation particulière qui se transmet aux
parties et aux organes traversés par les filets
stimulés et développe une activité fonctionnelle
et nutritive remarquable ; il peut se produire
aussi sous son influence une détente assez forte
pour faire cesser des troubles nerveux très pénibles et souvent difficiles à guérir ; ainsi les né-
vralgies rebelles, les contractures des membres
et des viscères, les crampes, la chorée et même
l'ataxie locomotrice sont sérieusement combat-
tues par ce moyen.

Pour le système musculaire, le massage joue
un grand rôle ; comme le mouvement, il active les mutations nutritives, c'est un exercice
factice pour ceux qui n'en peuvent pas faire ou
qui n'en font pas assez, dans les anémies pro-

fondes cette action est très remarquable, j'ai été à même de l'éprouver moi-même et d'en constater toute la puissance ; de plus, c'est un exercice qui peut être général ou partiel et qui, dans les troubles trophiques des membres, peut rendre des services de la plus haute importance.

Les organes sont influencés aussi d'une manière très évidente par lui, soit qu'il y ait inflammation chronique ou engorgement, soit qu'il y ait dilatation et relâchement des fibres musculaires dans les organes creux. Il produit même des résultats très sérieux contre certaines tumeurs ; nous avons pu le constater nous-mêmes dans des cas de fibrômes utérins, pour le traitement desquels il ajoute son action à celles si puissantes des eaux de Salins.

Enfin, les maladies des articulations s'en trouvent admirablement bien : sous son influence les résorptions se font, les tissus se fortifient et s'assouplissent et les membres reprennent leurs fonctions.

Dans notre station, le massage s'harmonise admirablement soit avec l'action des eaux de Brides, soit avec celle des eaux de Salins. Ces deux eaux en effet, en dehors de leur influence spéciale sur le tube digestif et ses annexes et particulièrement sur le foie, et même en grande partie à cause de cette dernière action, agissent d'une façon très remarquable sur la nutrition qu'elles activent puissamment. Aussi ont-elles comme tributaires les personnes chez lesquelles celle-ci est défectueuse, et surtout celles qui, dans cette catégorie, ont déjà une certaine débilité. J'ai déjà indiqué que c'était surtout chez ces dernières que nous avons une réelle supériorité sur les eaux alcalines fortes. Ceci rentre dans la question, encore en litige aujourd'hui, de la rivalité de la soude et de la chaux.

La soude dont on s'est trop engoué et à laquelle on a voulu réserver trop exclusivement ces traitements, a certainement une action accélérante de la nutrition et surtout de la dénutrition, qui, dans beaucoup de ces maladies, donne d'excellents résultats ; mais il ne faut pas que cette action soit poussée trop loin, surtout chez les malades déjà affaiblis, car il se produit alors une dénutrition trop complète, une alcalinisation des humeurs trop forte, une anémie alcaline qui peut aller jusqu'à la cachexie ; tandis que les eaux qui contiennent de la chaux, tout en agissant aussi comme altérantes, ce qui est démontré aujourd'hui, améliorent la nutrition et favorisent la reconstitution des tissus, probablement, comme le remarque Bouchard, en rétablissant dans son intégrité la constitution chimique des éléments anatomiques.

Le fait est que cet effet est remarquable avec nos eaux, qui du reste sont très complètes et contiennent à la fois : de la soude, (chlorure de sodium et sulfate de soude) de la chaux (sulfate et bicarbonate de chaux), et enfin de la magnésie et du fer. Aussi nombre de baigneurs

qui avaient l'habitude de fréquenter régulièrement Carlsbad, Vichy, etc., sont devenus nos
hôtes assidus et proclament bien haut la supériorité de notre station.

Parmi les principales maladies que nous soi-
gnons et qui ont un rapport direct avec notre
sujet actuel, je mentionnnerai en premier lieu,
les affections du tube digestif et de ses annexes.
La dilatation de l'estomac, qui est si fréquente
aujourd'hui, se trouve particulièrement bien de
l'usage de l'eau de Brides et des pratiques balnéaires qui l'accompagnent, et même l'effet est
tellement marqué, que, dans plusieurs cas graves,
j'ai pu me dispenser de pratiquer le lavage de
l'estomac qu'à première vue j'avais pensé devoir
être nécessaire. Il est inutile de dire que depuis
qu'à ces moyens j'ajoute le massage, les résultats
sont bien meilleurs encore. J'en dirai autant
des dilatations intestinales, de l'entéroptose et
de la constipation par atonie. Dans toutes ces
affections, nos effets sont très remarquables et
le massage les rend beaucoup plus complets
encore et beaucoup plus durables.

L'action déplétive spéciale de l'eau de Brides
sur la circulation veineuse abdominale et no-
tamment sur le système de la veine-porte, nous
permet d'agir puissamment sur la pléthore abdominale, veinosité de Braun et sur les engorge-
ments de tous les organes contenus dans l'abdomen. Son action sur le foie est particulièrement
importante, elle y développe une activité fonc-

tionnelle très grande, qui a une influence indéniable d'un côté dans les congestions et hypérémies de cet organe, dans les calculs hépatiques dont elle a la propriété particulière de favoriser l'expulsion et d'empêcher la formation subséquente, et de l'autre sur les maladies causées par défectuosité nutritive. On connaît en effet le rôle que joue dans ces maladies le foie, ce grand centre de la nutrition, dont Gallien faisait le grand centre de la vie, et dont notre excellent confrère le docteur Poucel a pu dire qu'il était à la vie végétative ce que le cerveau est à la vie de relation (1). On connaît l'influence de la torpeur du foie sur la pathogénie des maladies par ralentissement de la nutrition et l'importance de sa suractivité dans leur cure, mais ce qu'on ne sait pas assez, c'est le nombre d'affections obscures qui peuvent simuler les maladies les plus variées et qui sont sous la dépendance d'une congestion hépatique et du trouble fonctionnel qui en résulte. Poucel, dans son travail si remarquable, nous en donne des exemples frappants et, quand on a l'attention portée de ce côté, on en trouve soi-même de nombreux cas. Ceci nous explique comment il se fait que nombre de personnes ayant des maladies qui paraissent n'avoir que peu de rapports avec celles que nous traitons ordinai-

---

(1) Poucel, *De l'Influence de la congestion chronique du foie dans la genèse des maladies. Paris,* 1884.

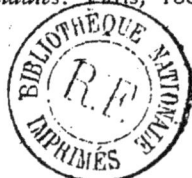

rement, retirent de leur cure à Brides un effet qui parfois dépasse nos espérances ; elles ont probablement des troubles hépatiques qui ont passé inaperçus et dont l'amendement produit sur la santé générale des effets inattendus.

Dans le traitement des affections hépatiques, en activant la circulation et l'innervation de l'organe, le massage produit des effets vraiment remarquables ; il est même étonnant qu'il puisse avoir sur un organe presque inaccessible une action aussi importante ; mais un homme expérimenté, car il ne peut être question ici d'un masseur ordinaire, produit, au moyen de vibrations et de percussions habilement combinées et exécutées, une activité fonctionnelle qui aide singulièrement à l'effet de notre traitement.

Il en est de même pour les autres organes de l'abdomen ; ils ont beau être situés profondément, ils n'en sont pas moins accessibles médiatement, quand ce n'est pas immédiatement, à une main exercée, et la rate, les reins et l'utérus sont puissamment influencés par ce moyen.

Le massage des reins, par exemple, rend de très grands services dans les cas de gravelle, de rein flottant et même d'albuminurie quand la désorganisation de l'organe n'est pas trop avancée.

Dans les affections utérines et péri-utérines, et même dans les cas de fibrômes utérins, il apporte une aide sérieuse à l'action si puissante déjà des eaux de Salins, et, dans bien des cas,

l'adjonction de ces deux moyens permet d'éviter
ou au moins de retarder beaucoup de graves
opérations.

Les maladies par ralentissement de la nutrition, qui font une grande partie de notre clien-
tèle, se trouvent bien aussi de l'adjonction du
massage au traitement balnéaire. Sans revenir
sur le rôle du foie dans la pathogénie de ces
maladies et sur l'importance de sa suractivité,
qui favorisera la migration des calculs biliaires
chez l'hépatique, éliminera la graisse chez l'o-
bèse, augmentera la production de l'urée chez le
goutteux et le rhumatisant, modèrera la production du glycogène chez le diabétique, etc...
— je dirai que chez tous ces malades nos eaux
ont une autre action remarquable, elles activent les échanges nutritifs en fixant sur les
globules rouges l'oxygène qui permet une éla-
boration plus complète des matériaux de l'assi-
milation et de la désassimilation et en favorisant l'élimination des matières excrémentitielles.
Le massage leur vient aussi en aide dans la
cure de ces maladies. En dehors des effets que
nous lui avons déjà reconnus, chez l'obèse il
aide à la transformation de la graisse et à son
élimination ; chez le goutteux et le rhumatisant
il peut calmer les douleurs, faire résorber les
infiltrations péri-articulaires, et aider même
puissamment à l'absorption des matières topha-
cées. Nos eaux produisent ces effets par elles-
mêmes, nous en avons été plusieurs fois témoin,

mais l'aide du massage les active singulièrement. Son influence sur la migraine, contre laquelle nous luttons avec tant de succès, est remarquable aussi ; les accès peuvent être soulagés presque instantanément par le massage de la tête.

Enfin l'anémie et la chloro-anémie en reçoivent une stimulation, qui, avec l'aide de nos eaux, transforme rapidement les malades.

Le lymphatisme et la scrofule sont tributaires au premier chef de nos eaux de Salins et souvent de celles de Brides en même temps.

Or dans ces maladies il y a souvent des manifestations musculaires et osseuses, des déformations dans lesquelles le massage produit des résultats merveilleux, les adénites volumineuses elles-mêmes peuvent en retirer un grand profit. Le massage est efficace dans les villes et dans les établissements orthopédiques, dans lesquels on n'a pas l'aide puissante que nous fournissent nos eaux, chez nous il donne des résultats remarquables. Que de membres peuvent être rétablis dans leur état normal ! que d'opérations sanglantes et autres peuvent être évitées par cette double action et avec d'autant plus d'avantages que l'opération, quand elle réussit, n'agit que sur une difformité locale, tandis que notre traitement agit en même temps sur la maladie générale qui en a été cause et prémunit contre les récidives.

Dans cet ordre d'idées, je dois signaler spécialement une affection dans laquelle j'obtiens depuis plusieurs années déjà de très beaux résultats : c'est la déviation de la taille. Par l'usage combiné de nos différents exercices balnéaires, par l'action de nos merveilleuses eaux de Salins et par un massage spécial, j'étais arrivé à produire en peu de temps des effets très appréciables ; maintenant que nous adjoindrons à un massage aussi bien fait que possible tous les exercices complémentaires de la gymnastique suédoise, je suis certain que nous obtiendrons des résultats supérieurs à tous ceux que l'on pourrait espérer ailleurs.

Pour être complet, je devrais parler encore de certaines affections nerveuses, qu'avec l'aide du massage nous pouvons traiter efficacement, par exemple, les crampes musculaires et viscérales, la chorée, l'ataxie locomotrice..... mais cette nomenclature est déjà trop longue, et quoique je n'aie pas mentionné une seule affection que je n'aie eu l'occasion de voir amender sérieusement ici, je ne veux pas avoir l'air de revendiquer pour notre station le traitement de toutes les maladies ; je me contenterai donc des quelques mots que j'en ai déjà dits.

On peut par ce travail se rendre compte de l'importance prise ces dernières années par le massage et de l'aide qu'il apporte à l'action de nos eaux ; mais je dois répéter en terminant que celui qui est appliqué par Metzger, Kellgren et leurs élèves est toute une science, c'est

une réunion savamment combinée de mouvements et de manipulations, qui passe en revue
toutes les fonctions, qui fait agir tous les mus-
cles, travailler toutes les articulations, et excite
tous les filets nerveux, utilisant l'action réflexe
aussi bien que l'action directe. Il ne se borne
pas aux applications que nous avons indiquées,
quoiqu'elles soient bien nombreuses déjà ; je
n'ai parlé que de celles qui nous intéressent le
plus directement ; c'est un mode de traitement
qui s'adresse à presque toutes les maladies, qui
souvent même ne recule pas devant les affections aiguës ; les médecins qui ont suivi Kellgren surtout lui ont vu opérer de véritables
miracles.

Aussi je crois que c'est improprement qu'on
continue à donner à ce traitement le nom de
massage ou même de gymnastique suédoise.
Outre qu'ils ne rapppellent qu'une des forces
mises à contribution, ces deux noms ont le
tort d'être employés ordinairement dans un
sens tout différent, et celui de paraître relé-
guer ceux qui appliquent cette méthode dans
une catégorie de praticiens, qui sont certainement très intéressants et rendent de grands
services, mais avec lesquels ceux dont je parle
n'ont rien de commun, les études très sérieu-
ses qu'ils ont faites et leur position sociale les
plaçant vraiment au rang de médecins spécia-
listes. Il n'y a encore, en français du moins,
aucun nom spécial pour désigner ce traitement

manuel qui cependant répond aux besoins du moment et a un grand avenir devant lui. C'est une lacune, j'essayerai de la combler : je m'occupe en ce moment de ce sujet, j'aurai probablement l'occasion d'y revenir, j'y suis intéressé, — je propose le nom de Maskinésithérapie — de *masséïn, pétrir, kinésis, mouvement* et *thérapéïa, thérapie.* — Si on l'adoptait, les maskinésithérapistes ne seraient plus confondus avec les masseurs ordinaires et les professeurs de gymnastique et, quand on voudrait parler de leur art, on saurait comment le distinguer.

Nous sommes heureux que notre station soit la première en France à pouvoir ajouter à l'effet de ses eaux à la fois le massage et la maskinésithérapie : le premier a déjà fait ses preuves, et les débuts de la seconde nous donnent pour l'avenir les meilleures espérances. Nous allons maintenant, par quelques observations, essayer de confirmer ce que nous venons de dire.

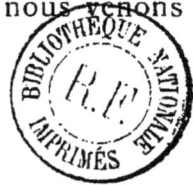

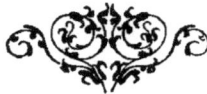

MOUTIERS — IMPRIMERIE DUCLOZ

DU MÊME AUTEUR :

De la rétraction utérine pendant et après l'accouchement. (Thèse inaugurale), Paris, 1860.

Un mot sur quelques eaux minérales d'Allemagne, Lyon, 1862.

SALINS (Savoie) et ses eaux thermales, Paris, 1879.

BRIDES (Savoie) et ses eaux thermales purgatives, Paris, 1880.

Thermal mineral waters of Brides and Salins (Savoy), 1880.

Article Salins-Moutiers dans le *Guide aux Villes d'eaux et bains de mer*, publié par le docteur Macé, 1880.

L'obésité, sa nature et son traitement à Brides-les Bains (Savoie), Paris, 1889.

Des maladies que l'on traite à Brides et Salins-Moutiers, Moutiers, librairie Ducloz, 1889.

www.ingramcontent.com/pod-product-compliance
Lightning Source LLC
Chambersburg PA
CBHW060505200326
41520CB00017B/4914